I0765532

Name	Comment

Name

Comment

Name
Comment

Name
Comment

Name	Comment

Name	Comment

Name | Comment

Name

Comment

Name	Comment

Name　　　　　　　　Comment

Name   Comment

Name	Comment

Name
Comment

Name
Comment

Name
Comment

Name

Comment

Name   Comment

Name	Comment

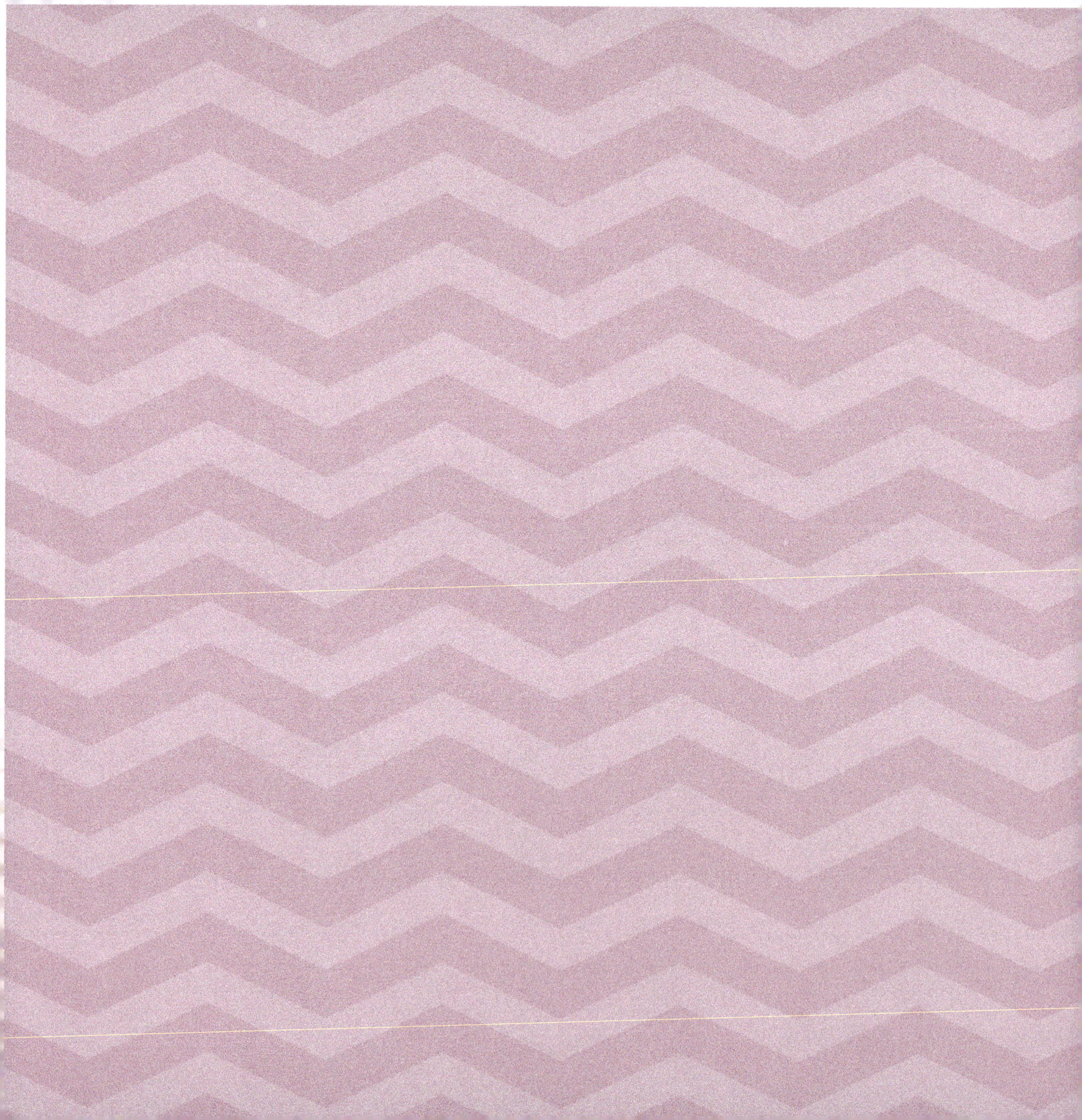

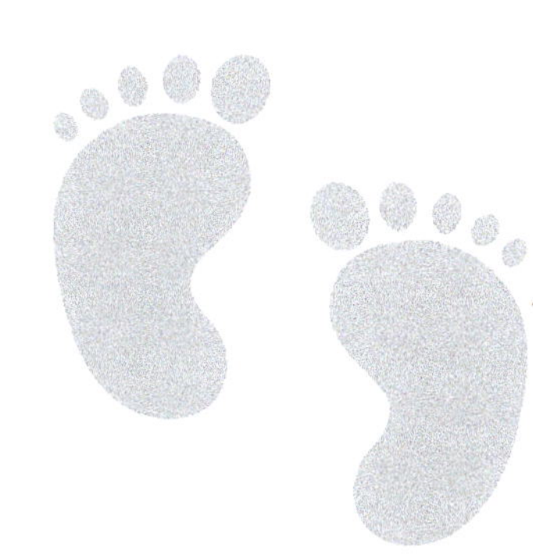

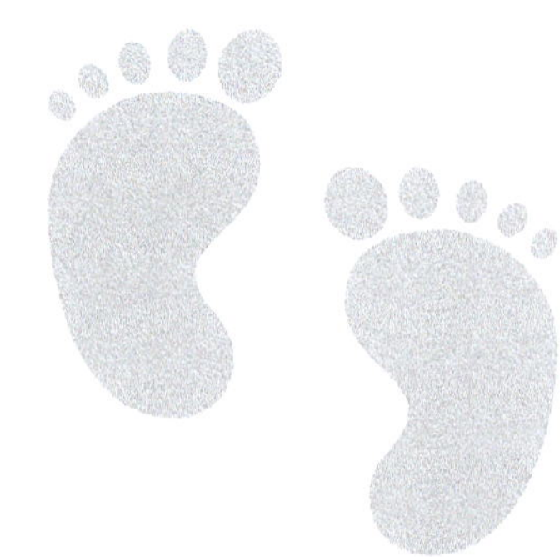

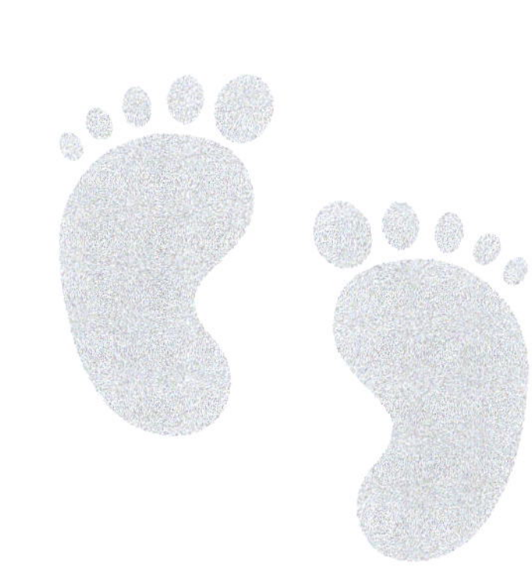

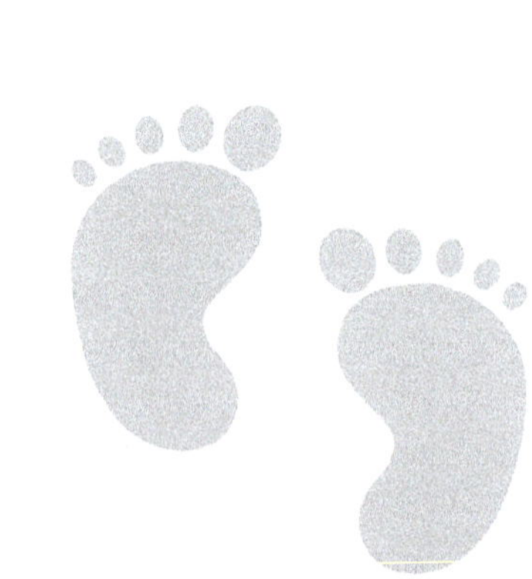

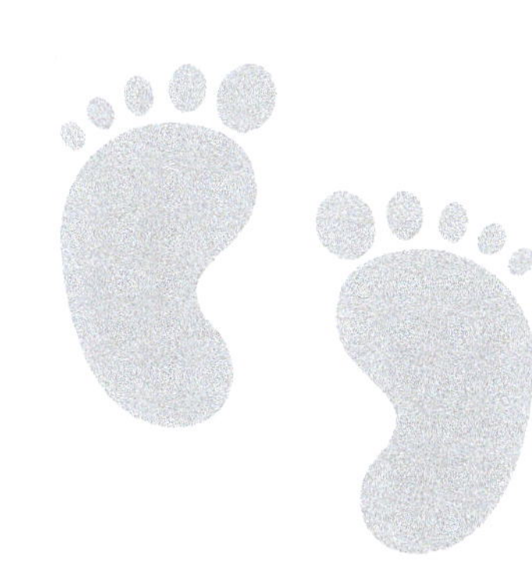

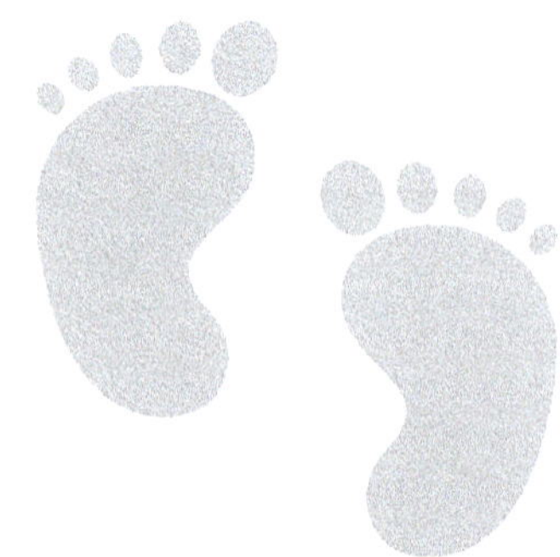

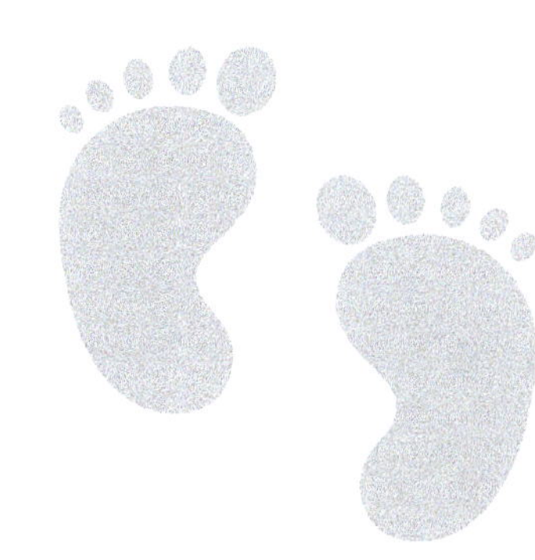

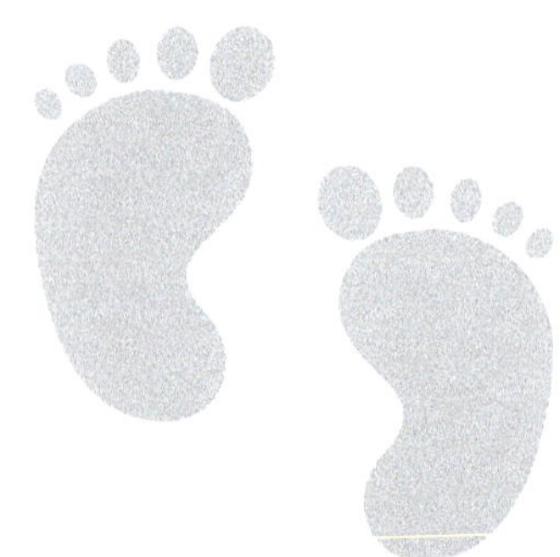

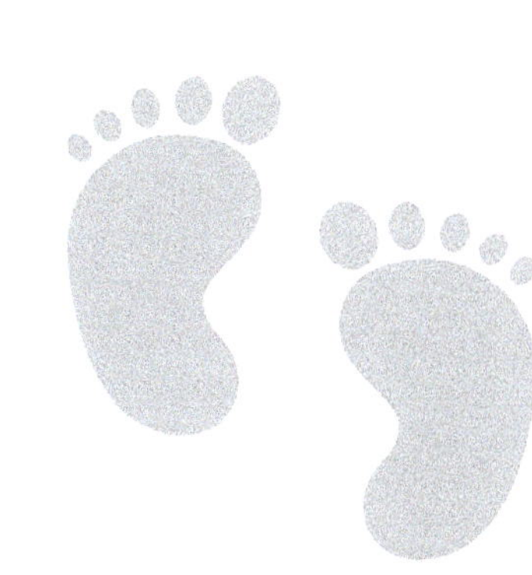

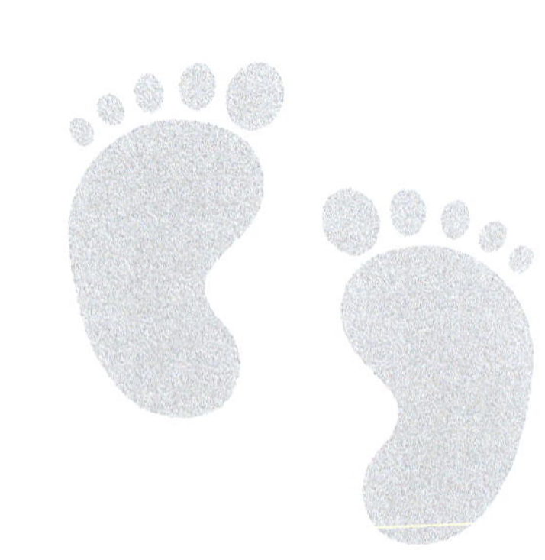

<table>
<tr><th>Name</th><th>Gift</th></tr>
</table>

Name

Gift

Name
Gift

Name
Gift

www.ingramcontent.com/pod-product-compliance
Lightning Source LLC
Chambersburg PA
CBHW040726010826
48981CB00031B/284